AF324798

LETTRE MÉDICALE

SUR GENÈVE.

LETTRE MÉDICALE

SUR GENÈVE,

ADRESSÉE

A M. LE DOCTEUR FAUCONNEAU-DUFRESNE,

PAR LE DOCTEUR DUMONT

(DE MONTEUX),

Ancien médecin du service postal de la Méditerranée.

Quod vidi, pinxi.

Extrait du Journal L'UNION MÉDICALE, 25 Septembre 1847.

PARIS,

J.-B. BAILLIÈRE, LIBRAIRE DE L'ACADÉMIE ROYALE DE MÉDECINE,

Rue de l'École-de-Médecine, 17.

1847

LETTRE MÉDICALE

SUR GENÈVE.

Genève, le 19 août 1847.

Monsieur et cher confrère,

Lorsqu'en ouvrant cette longue lettre, vous verrez qu'elle est datée de Genève, sans doute penserez-vous que, me laissant aller à la monomanie des touristes, je vous adresse quelques études chorographiques ? Rassurez-vous ! Je ne me donnerai point le ridicule de vous dire ce que vous savez, ce que tout le monde sait, ce qu'ont décrit, poétisé, enluminé, la plupart des célébrités littéraires et artistiques de notre époque. Le sujet que je vais traiter ne s'est jamais rencontré sous la plume de Cooper, ni sous celle du vicomte Walsh, car il va s'agir principalement des médecins, gens que l'on tient cachés avec autant de soin que les infirmités pour lesquelles on les réclame. Hélas ! vous le savez, pour qu'on parle de nous, il faut que quelques grandes calamités épidémiques fassent irruption dans la so-ciété.... Alors celle-ci ne manque pas de se souvenir qu'il y a des hommes préposés pour sa défense ; mais une fois le fléau éteint, elle ne les voit plus et les oublie !

Mon premier mouvement, Monsieur, m'a porté à visiter l'île des Peu-pliers, pour payer un tribut d'hommages à la mémoire de l'auteur d'*Emile*. Après avoir étudié tous les contours de la statue modelée par Pradier, je me suis transporté à l'hôpital, fondé par Calvin, en 1535, dans l'ancien couvent des sœurs Sainte-Claire. Cet établissement ne présente rien de bien remarquable ; il est divisé en deux corps de bâtiment : le corps prin-cipal est destiné aux hommes ; il renferme l'administration et l'église. L'autre est, depuis peu, consacré aux femmes malades. Il l'était aupara-vant aux aliénés ; — ceux-ci sont aujourd'hui aux Vernets, où ils reçoivent

les soins éclairés de M. le docteur Coindet. — On y voit encore les cachots
où l'on renfermait les pauvres religieuses qui, pour s'être raidies contre
quelques minuties de la règle, ou n'avoir pas accepté les conséquences de
leur étrange condition, attendaient là, dans d'horribles angoisses, le mo-
ment de descendre dans les cryptes sépulcrales. La vue de pareilles de-
meures m'attriste toujours, et si je me laissais aller au sentiment qu'elles
m'inspirent, je continuerais les lamentations de Guymond de la Touche !
Mais revenons à l'hôpital.

Il y a environ deux cents lits, dont la moitié seulement est occupée,
puisqu'en moyenne on ne compte pas plus de cent malades. Le service
chirurgical est confié à M. le docteur Bizot ; et le médical, à M. le docteur
Rilliet, que nous savons tous avoir fait un excellent ouvrage sur les maladies des enfans, en collaboration avec son ami, M. de Barthez. Ce jeune
savant a succédé depuis peu à l'honorable M. Lombard, l'un des prati-
ciens les plus consultés de Genève. En parcourant les salles, je n'y ai
trouvé aucun cas pathologique digne d'un intérêt particulier, je n'y ai ob-
servé que des affections classiques et vulgaires. Aucun ordre religieux
n'est admis à donner aux malades les soins secondaires : il y a, à cet effet,
des infirmiers et des infirmières comme cela a lieu dans l'hôpital clinique
de la Faculté de Paris ; et, avouons-le avec amertume, les choses n'en
vont pas plus mal ! Tous les étrangers, à quelque nation qu'ils appartien-
nent, sont reçus dans ce nosocome. On pourvoit à leur entretien au moyen
d'une rétribution de 1 fr. 50 c. par jour pour chacun ; elle est prélevée
sur la caisse des permis de séjour.

En visitant la chapelle j'ai eu, Monsieur, la fantaisie de m'asseoir dans
le fauteuil en chêne qui servait au grand Réformateur lorsqu'il venait
exhorter les malades et les pauvres. Dans la salle du Conseil j'ai vu, avec
un vif plaisir, parmi les portraits des bienfaiteurs de l'hôpital, les traits
vénérables du célèbre Tronchin, peints par Massot.

Les honneurs de cet Hôtel-Dieu m'ont été faits avec beaucoup de grâce
par M. Coutan, qui, depuis 1535, en est le soixante-douzième hospitalier.
Il en avait obtenu l'autorisation de M. Cramer, président de la Direction.
Ce qu'on m'a dit de M. Cramer me persuade que c'est un homme de mérite,
et ce que j'ai vu de lui, comme en passant, me démontre que c'est un
homme plein d'urbanité et de distinction dans les formes.

Après cette exploration, je me suis rendu chez plusieurs de nos confrères, sans tenir compte du rang, de la dignité et du drapeau politique

sous lequel je les savais placés. Je vous le confesse avec un grand bonheur, Monsieur, j'ai trouvé, chez eux tous, le sentiment de la dignité médicale porté au plus haut point. Les ayant questionnés individuellement sur le mérite et la valeur de chacun, j'en ai obtenu des réponses presque identiques : la justice, la bienveillance, le respect, ont toujours présidé aux jugemens qui ont été portés. Non seulement il n'y a pas eu d'attaque ouverte contre les absens, mais, ce qui est plus rare encore, il n'y a eu aucune de ces réticences meurtrières que certains d'entre nous accompagnent de mots si délicatement prononcés, qu'on pourrait les comparer aux mouvemens d'un reptile ; mots insonores, mais visibles, qui jettent au cœur tous les malaises du doute.

Ici, Monsieur, on ne s'avise pas de tous ces moyens charlataniques qui déconsidèrent si fortement ailleurs la science elle-même. Dans aucun endroit de la ville je n'ai vu les affiches menteuses, souvent infâmes, qui tapissent les murs de notre capitale ; affiches que la police tolère malgré les réclamations incessantes qui lui sont adressées.

A cette occasion, je vous ferai remarquer, Monsieur, que nos confrères helvétiques ne craignent pas de déroger en faisant graver leur nom sur une plaque posée à l'entrée de leur demeure. Ils comprennent, avec raison, — ce que notre *puritanisme* ne veut point admettre — que ce fait n'a rien de répréhensible en soi, et qu'un panonceau ne peut avoir pour résultat que d'épargner des recherches aux personnes pressées, souvent effrayées, qui viennent leur demander assistance.

Honneur donc aux médecins de la république de Genève ; on peut auprès d'eux puiser d'excellentes leçons touchant les devoirs professionnels. Aussi, le titre de docteur en médecine est-il vénéré sur tous les échelons de la société : être médecin à Genève, c'est posséder une position élevée ; mais pour en venir là, il ne suffit point d'y débarquer avec un diplôme : il faut être admis dans le corps médical après lui avoir donné des garanties de science et de moralité ; conditions sans lesquelles il n'est pas permis de tâter le pouls à un malade. Cette dernière phrase vous apprend, Monsieur, que nos confrères forment une sorte de consistoire d'où dépend tout à la fois leur puissance et leur considération. En effet, ils constituent une compagnie qui a nom de *Faculté*, et à laquelle je vais consacrer quelques lignes.

La Faculté se compose de tous les médecins, chirurgiens et pharmaciens autorisés à exercer dans le canton ; de là sa division en trois colléges.

Elle est présidée par un membre du Conseil d'Etat, et ce n'est que sur la convocation de ce dignitaire qu'elle s'assemble. Elle tient un registre de ses séances, lequel est déposé au Conseil de Santé. Dans chaque collége, le rang est réglé d'après la date de l'agrégation.

Pour faire partie de la Faculté, il faut avoir subi trois examens devant un jury et avoir été promu au doctorat par une Académie reconnue. Le jury est composé d'un docteur en médecine, d'un docteur en chirurgie et d'un pharmacien, pris dans le sein du Conseil de Santé, et de trois membres du collége de médecine pris en dehors de ce Conseil. Le premier examen a pour objet l'anatomie, la physiologie, l'hygiène et les connaissances pharmaceutiques ; le second a trait à la médecine légale, à l'anatomie pathologique et à la pathologie tant interne qu'externe : il est précédé d'une autopsie complète sur laquelle le candidat doit faire un rapport écrit sous forme médico-légale ; le troisième enfin, roule sur la médecine et la chirurgie pratiques ; il est précédé d'une visite dans les salles de l'hôpital, où le candidat doit examiner au moins quatre malades. Ajoutons que s'il désire se livrer à la pratique des accouchemens, il doit subir à cet effet un examen supplémentaire ; de même que s'il veut exercer la chirurgie, son dernier acte probatoire doit être précédé de trois opérations pratiquées sur le cadavre.

J'ai, Monsieur, assisté hier à l'une de ces épreuves. Le patient était un jeune docteur de la Faculté de Berlin, très capable d'en supporter toutes les rigueurs. Il est vrai qu'il avait affaire à des hommes fort compétens. Parmi eux se trouvait M. le docteur Herpin. J'ai rarement rencontré un examinateur aussi capable ; il pose les questions avec une entente et une lucidité qui rappellent à la pensée M. le doyen Orfila ou M. le professeur Rostan. Je ne sache pas qu'on puisse trouver ailleurs un savant qui soit plus pénétré de son rôle. Il ne va point chercher des sujets hors d'œuvre — comme le font en pareil cas tant de gens que vous savez…, — il en prend d'essentiellement pratiques ; et, sur la dyssenterie, par exemple, je l'ai vu s'élever peu à peu à de hautes considérations scientifiques. Je ne parle pas des autres membres du jury, bien qu'ils se soient acquittés de leur mission avec un grand succès. Pour tout dire, il ne manquait à cet aréopage que la robe rouge et l'hermine.

Je ne puis, Monsieur, passer sous silence le Conseil de Santé. Cette institution est composée d'un conseiller d'Etat, président ; du vice-président de la Faculté, de deux docteurs en médecine, de deux docteurs en chirurgie, de deux pharmaciens et d'un vétérinaire. Elle est l'une des commissions auxiliaires du département de la Justice et de celui de la Police. Ses attributions sont de veiller à ce qui intéresse l'hygiène publique, de faire observer les lois et les règlemens médicaux, de donner au Conseil d'Etat, lorsqu'il le demande, son préavis sur toutes les parties de la police médicale. Ce Conseil s'occupe, en outre, de la propagation de la vaccine, de ce qui se rattache à l'instruction des sages-femmes ; il surveille ce qui concerne la vérification des décès, le débit des médicamens, et enfin tout ce qui a rapport à la vétérinaire.

Le personnel du corps médical pour toute la république de Genève se compose, actuellement, d'environ 40 médecins, de 10 chirurgiens, de 9 pharmaciens, de 25 sages-femmes et de 7 dentistes parmi lesquels figure M. Petitjean, qui, par ses connaissances mériterait d'occuper une place plus élevée. Il y a, — comme seconds appendices de cette famille médicale, — 8 personnes autorisées à pratiquer la petite chirurgie et un pédicure.

Quant aux officiers de santé, la loi du 27 janvier 1845 ne les admet plus aux examens. La même loi aurait bien dû supprimer les herboristes, véritable superfétation qui nuit à la pharmacie et l'entraîne à user de mille ruses, qui tout en dédommageant l'homme de commerce, dégradent le savant.

Les vétérinaires sont au nombre de 3 seulement. Je regrette qu'ils ne forment pas une section à part dans la Faculté. Cette classe de médecins se rapproche tellement de la nôtre par la nature de ses études, que je la vois toujours avec peine éloignée du rang qu'elle mérite. Il est vrai qu'en France nous possédons tant de maréchaux ferrans et contondans, *rebouteurs* de nos pauvres animaux, qu'il ne faut pas s'étonner du discrédit qui pèse sur le corps, malgré les capacités supérieures qui s'y trouvent adjointes. Mais la faute en est à nos Ecoles! Pourquoi prennent-elles à tâche de laisser dans l'ornière la médecine comparée en recevant pour élèves des jeunes gens manquant tout à la fois de l'éducation première et des plus simples connaissances scholastiques. Ce que j'écrivais un jour à M. le Ministre de l'Instruction publique sur nos sages-femmes, je pourrais l'adresser à M. le Ministre du Commerce touchant nos hippiâtres, et cela, sans y changer un monosyllabe. Genève a possédé, et possède encore, des vétérinaires véritablement instruits. Sans vouloir remonter trop haut, je citerai M. Favre, mort depuis quelques années, et M. Prevost, auquel on doit un bon mémoire sur la morve, des expériences sur l'huile de moutarde, etc. Le premier est regardé comme un savant qui possédait, — ce que la nature refuse trop souvent à ceux qui l'étudient, la dissèquent ou l'écorchent — beaucoup, beaucoup d'esprit.

Puisque tout naturellement j'ai épelé des noms propres, vous prévoyez sans doute qu'à cet endroit je ne puis ni ne dois m'arrêter. En effet, Monsieur, il me reste à vous parler de ceux de nos confrères dignes d'être indiqués dans cette lettre, et, si plus tôt je ne l'ai fait, c'est que la tâche est délicate, partant difficile !

Oui, comment arriver de MM. Prevost et Maunoir, — membres correspondans de l'Institut, jouissant d'une réputation qui balance plus ou moins celle qu'on acquise les de Candolle, les de Saussure et tant d'autres Génevois célèbres, — comment arriver, dis-je, jusqu'au praticien qui n'a rien publié, ou dont les travaux inédits ne jettent encore sur lui aucun reflet d'illustration. Voici, Monsieur, dans l'ordre alphabétique, les noms que je trouve sur ma liste dressée à ce sujet. Cette méthode me garantira du redoutable écueil attaché aux appréciations du mérite.

Le premier de ces noms est celui de M. le docteur Baumgartner, homme pétillant d'esprit, de verve et d'ironie : semblable à notre Paul-Louis Courrier qui, tout en taillant sa vigne, composait des pamphlets aussi excellens que les *Provinciales* de Pascal, il écrit, tout en voyant ses malades, de piquantes discussions politiques. Pendant longtemps sa plume a combattu les partisans du *statu quo* social, mais ses convictions, mieux éclairées sans doute, ayant fait volte face, sa critique mordante attaque aujourd'hui le camp des radicaux avec le succès qu'obtient de droit un talent converti.

L'homme absurde est celui qui ne change jamais !

a-t-il été dit par l'auteur du *Zodiaque*. Or, de ces considérations il résulte tout simplement que M. Baumgartner est le Cormenin de la république de Genève. Je passe à des réputations moins littéraires.

M. le docteur Bizot, l'un des fondateurs de la Société d'observation médicale de Paris, est auteur d'un mémoire *sur les Maladies des artères*.

M. le docteur Chaponnière, secrétaire de la Société archéologique, est un bibliographe fort érudit : il est connu par un bon travail sur la névralgie faciale.

M. le docteur Chaussat, l'est par ses recherches expérimentales sur l'inanition : elles lui ont valu une récompense de la part de l'Académie royale des Sciences.

M. le docteur d'Espine a contribué également à la fondation de la Société d'observation. Ce savant confrère s'occupe avec un grand succès de la statistique médicale : le dernier de ses ouvrages, sur cette importante matière, traite de l'influence de la richesse et de la misère sur la mortalité. Je n'ai pu le lire, mais je sais qu'il renferme des aperçus d'une grande portée.

Je ne connais aucune production de M. le docteur Fauconnet, mais il mérite toutes mes sympathies pour avoir fondé, en 1841, la Société nationale suisse d'instruction mutuelle.

M. le docteur Gosse a voyagé en Grèce. Il a fourni, sur la peste qui a régné à Constantinople en 1827 et 1828, des vues nouvelles sur la marche et le traitement de cette maladie. On lui doit de plus un livre dans lequel il examine le système pénitentiaire au point de vue médical et philosophique.

M. le docteur Herpin, vice-président de la Faculté et du Conseil de Santé, que j'ai signalé plus haut, a fait paraître dans la *Gazette médicale* de Paris, en février 1847, un mémoire sur le *Traitement de la fissure à l'anus*, travail que l'Union Médicale a analysé sous la date du 10 de ce mois.

M. le docteur Mayor, doyen des chirurgiens génevois, est un opérateur des plus habiles ; et, ce qui a lieu de surprendre, un naturaliste éminemment distingué.

M. le docteur Billiet a joint à ses travaux, publiés en 1843, de forts bons mémoires insérés dans nos journaux de médecine.

M. le docteur de la Rive, est le savant chimiste auquel on doit réellement l'idée de l'application des métaux par l'agent galvanique, découverte qui lui donnerait le droit de substituer à la devise de ses ancêtres le *sic vos non vobis* de Virgile.

M. le docteur Senn a fait, en 1825, des recherches anatomico-pathologiques sur la méningite aiguë. Il en a fait aussi sur la prostate ; et, le premier, il a eu la pensée d'injecter, dans des cas donnés, le placenta par le refoulement des fluides contenus dans ses vaisseaux, afin de prévenir les hémorrhagies utérines.

Tels sont, Monsieur, les hommes les plus marquans de la Faculté. Peut-être en ai-je omis quelques-uns ; dans tous les cas, cette omission n'a pas d'autre cause que ma propre ignorance. Sans un orage, que j'appellerai presque *tropical*, j'aurais eu l'honneur d'en voir hier soir un bon nombre chez notre aimable confrère M. Rilliet, qui m'avait fait la gracieuseté de les convier à mon intention; mais il ne m'a pas été possible de franchir la distance qui sépare l'hôtel des Bergues de la rue Taconnerie. Je suis profondément reconnaissant des bontés de M. le docteur Rilliet; je ne le suis pas moins de celles de M. le docteur Duchosal, car, lui aussi, m'a donné mille témoignages de bienveillance. Ce médecin a le cœur noble et bon; il possède avec chaleur les convictions désintéressées de la jeunesse; son intelligence est riche, son esprit est vif et pénétrant. Je prédis donc que si les soins qu'il donne aux intérêts généraux de la république lui en laissent le loisir, il comptera quelque jour parmi les célébrités médicales de son pays.

Voilà, Monsieur, ce que j'ai vu, et en partie, ce que j'ai appris durant les trois jours que je viens de passer à Genève. C'est avec un profond regret que je quitte cette ville, parce qu'en la quittant je n'ai pas l'espoir d'y revenir jamais. Cependant j'aurais désiré l'étudier sous le rapport social et politique, car à ce double point de vue, elle est pleine d'intérêt pour celui qui s'écrie avec Byron :

> I hate even democratic royalty!

Maintenant que j'ai terminé cette lettre, je songe, Monsieur, que les employés du fisc vont la taxer en raison de son poids, et leur balance m'effraie!... Vous, au contraire, vous la jugerez selon sa valeur intellectuelle : je désire qu'à cette occasion l'idée d'une réforme postale ne se présente point à votre esprit.

Adieu, Monsieur et vénéré confrère, conservez-moi dans votre souvenir autant de place que je vous en accorde dans mon amitié.

Typographie FÉLIX MALTESTE et Cⁱᵉ, rue des Deux-Portes-Saint-Sauveur, 12